AF462414

RECHERCHES SUR L'URINE

DANS LE

RHUMATISME ARTICULAIRE AIGU

URÉE ET ACIDE URIQUE

PAR

Fernand LEDÉ.

Docteur en médecine de la Faculté de Paris.
Ancien externe des hôpitaux de Paris et de Troyes,
Aide-major stagiaire au Val-de-Grâce.

PARIS

A. PARENT, IMPRIMEUR DE LA FACULTÉ DE MEDECINE

31, RUE MONSIEUR-LE-PRINCE, 31

1879

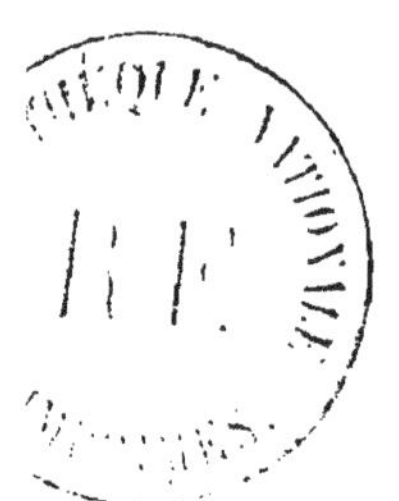

RECHERCHES SUR L'URINE

DANS LE

RHUMATISME ARTICULAIRE AIGU

URÉE ET ACIDE URIQUE

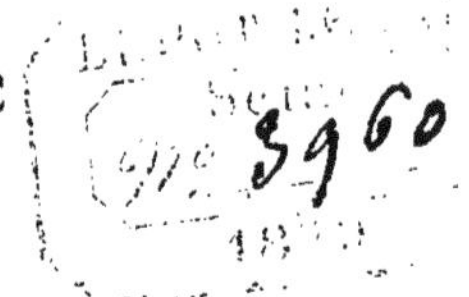

PAR

Fernand LEDÉ.

Docteur en médecine de la Faculté de Paris.
Ancien externe des hôpitaux de Paris et de Troyes,
Aide-major stagiaire au Val-de-Grâce.

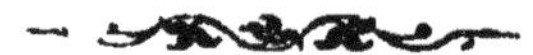

PARIS

A. PARENT, IMPRIMEUR DE LA FACULTÉ DE MEDECINE

31, RUE MONSIEUR-LE-PRINCE, 31

1879

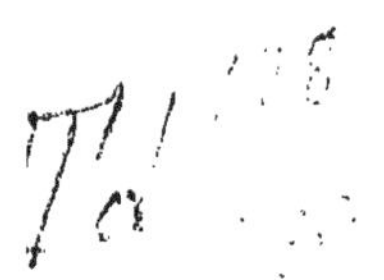

A CEUX DE MES PARENTS

Qui ne sont plus et que je regrette toujours

A MON BON PÈRE

A MA BONNE MÈRE

A MON FRÈRE

A TOUTE MA FAMILLE

A MES AMIS

A M. LE DOCTEUR LECORCHÉ

Professeur agrégé à la Faculté de médecine de Paris,
Chevalier de la Légion d'honneur,
Médecin de la Maison municipale de santé.
(Externat, 1878).

A M. LE DOCTEUR S. DUPLAY

Professeur agrégé à la Faculté de médecine de Paris,
Chevalier de la Légion d'honneur,
Chirurgien de l'hôpital Lariboisière,
(Stage, 1876-1877).

A MES AUTRES MAITRES DANS LES HOPITAUX
DE PARIS

A MON PRÉSIDENT DE THÈSE

M. LE DOCTEUR PETER

Professeur à la Faculté de médecine de Paris,
Médecin de l'hôpital de la Pitié,
Chevalier de la Légion d'honneur.

A MES MAITRES DE L'HÔPITAL DE TROYES

MM. LES DOCTEURS BACQUIAS, CARTERON
VAUTHIER, VIARDIN

RECHERCHES SUR L'URINE

DANS LE

RHUMATISME ARTICULAIRE AIGU

(URÉE ET ACIDE URIQUE)

INTRODUCTION.

L'idée du sujet de cette thèse nous a été suggérée par notre maître M. le Dr Lecorché, dont nous avons eu l'honneur d'être l'externe, et qui pendant toute la durée de notre séjour dans son service nous a aidé de ses conseils et nous a admis à travailler auprès de lui dans son laboratoire de la Maison de Santé. C'est dans ce laboratoire que, pendant l'année 1878, nous avons pu faire les quelques recherches qui font l'objet de notre travail inaugural.

Que M. le Dr Lecorché veuille bien recevoir ici l'expression de notre gratitude et de notre reconnaissance pour les bons conseils qu'il nous a donnés et la bonté qu'il nous a toujours témoignée.

HISTORIQUE ET DIVISION.

Aucun travail spécial n'a été publié sur ce sujet jusqu'en 1866. On trouve bien dans les auteurs quelques renseignements et des analyses dans les travaux publiés avant cette époque, mais jamais, d'après nos recherches, on a essayé d'établir un syndrome, ni de donner les caractères de l'urine surtout au point de vue de l'urée et de l'acide urique, dans le cours du rhumatisme articulaire aigu, soit pendant la période aiguë, soit pendant la période de convalescence.

En 1841, Becquerel, dans son Traité de séméiotique des urines donne trois analyses dont nous essayerons de tirer quelque profit. En 1843, Dumesnil, dans sa thèse «De la coloration des urines dans les pyrexies», fournit quelques caractères sur la coloration dans le rhumatisme. En 1850, Oppenheimer-Seligman, dans sa thèse, consacre quelques lignes à la présence de l'albumine dans les urines dans l'affection que nous étudions. Rouby, en 1855, à la page 15 de sa thèse émet quelques doutes, dont il essaie de rendre compte, sur l'albuminurie de cette période du rhumatisme.

En 1866, le Dr Stevenson, dans les «Guy's hopitals reports» (vol. XII, série III), publie plusieurs cas de rhumatisme articulaire aigu dans lesquels l'urine est analysée surtout au point de vue de l'urée et de l'acide urique, il essaie de tirer quelques conclusions.

M. le Dr Charvot, dans sa thèse (1871), étudie l'urée et l'acide urique surtout dans la convalescence du rhumatisme.

Molé l'avait déjà fait dans son travail sur les signes précis du début de la convalescence publié en 1870 et qui a constitué le sujet de sa thèse.

M. Besnier, dans son article Rhumatisme (du Dict. encyclopédique), et M. le professeur Jaccoud, dans son Traité de pathologie interne (IIe vol. 1877) donnent quelques caractères que nous aurons à apprécier.

Enfin, M. Albert Robin, dans son Essai d'urologie clinique, établit un syndrome, mais les deux cas qui lui servent d'exemple sont accompagnés de fièvre typhoïde, ils ne me semblent pas pouvoir servir de type pour la détermination du syndrome.

Il nous a été donné aussi d'observer dans le cours du rhumatisme articulaire aigu plusieurs cas où l'affection était accompagnée d'éruptions cutanées (érythème noueux et miliaire), dont nous aurons pour cette dernière à chercher la cause et la valeur pronostique. A ce sujet quelques recherches ont été faites et c'est en 1859 que nous trouvons la première discussion à propos des éruptions dans le rhumatisme articulaire aigu (Legroux, Soc. médicale des hôpitaux). En 1860, M. Dechambre publie un article dans la Gazette hebdomadaire (page 655). En 1862, Ferrand publie un travail sur les exanthèmes du rhumatisme. Ce n'est qu'en 1870 que Morelot étudie dans sa thèse la valeur du pronostic des éruptions miliaires dans le rhumatisme articulaire aigu.

La division de ce travail sera la suivante : nous rendrons compte d'abord des conditions dans lesquelles nous nous sommes placé en même temps que des instruments, des réactifs et des procédés dont nous nous sommes servi dans le cours de nos recherches (chapitre Ier).

Avant de donner les caractères de l'urine dans l'affection que nous étudions, il me semble bon de revenir un peu en arrière et de résumer en peu de mots les caractères de l'urine de l'homme sain (chapitre II).

Dans un troisième chapitre, qui sera vraiment le fond de notre travail, nous publierons les résultats de nos recherches ; mais le rhumatisme articulaire aigu présentant deux périodes bien distinctes, nous serons obligé de diviser ce chapitre en deux parties.

Dans une première, ce sera la période aiguë qui nous occupera, tandis que la période de défervescence ou convalescence fera le sujet de la seconde. Ce n'est qu'à ce moment que nous essaierons avec autant de soins que nous pourrons en mettre, d'établir le syndrome, 1° dans la période aiguë, 2° dans la période de défervescence.

CHAPITRE PREMIER.

MÉTHODE DE RECHERCHES ET D'ANALYSES.

1° *Quantité.* — Toutes les urines rendues par le malade, comme le recommandent les auteurs, doivent être recueillies pendant l'espace de vingt-quatre heures consécutives. C'est ainsi que nous avons opéré dans toutes nos recherches; elles doivent être recueillies dans des vases gradués permettant ainsi une évaluation rapide de la quantité. Elles étaient analysées le plustôt possible après que cette période de vingt-quatre heures était accomplie. Nous avons évité ainsi les altérations fréquentes que subissent les urines, surtout dans les états fébriles. Lorsque le malade ne pouvait donner toutes les urines excrétées en un jour, soit qu'il prît un purgatif, soit qu'il fût atteint de diarrhée, cette circonstance a été notée avec soin pour éviter des erreurs.

2° *Coloration.* — La coloration était appréciée au moyen de l'échelle de gradation qui se trouve à la fin de l'ouvrage de Neubauer et Vogel. (On the urine, New Sydenham Society, page 414. Traduction française de M. le Dr L. Gautier 1870).

Pour éviter toute erreur, nous avons fait usage d'une éprouvette, toujours la même dans laquelle l'urine ayant été versée, on pouvait observer la coloration sur un même volume de liquide présentant dans tous les cas une épaisseur semblable.

3° *Densité.* — Deux méthodes pouvaient être mises en usage pour évaluer la densité : 1° la méthode du flacon avec les pesées ; 2° l'appréciation avec le densimètre à urine (hydromètre, urodensimètre, urinomètre) ; la première de ces méthodes est longue, délicate, nécessite plusieurs pesées et, ce qui est un assez grave inconvénient, elle est sous la dépendance immédiate des variations de température. Nous avons préféré apprécier la densité avec l'urinomètre en verre qui donne, suivant M. Gautier, les mêmes indications malgré des variations de température de 2 à 3 degrés, et qui suivant Golding-Bird peuvent s'élever à 10 et 11 degrés (de 15° à 26°), car alors la dilatation du verre est compensée par la densité, qui nécessairement est un peu diminuée puisque le liquide est échauffé.

4° *Réaction.* — L'urine est acide, neutre ou alcaline, on peut avec des solutions titrées apprécier le degré de l'acidité ou de l'alcalinité. Malgré tous nos désirs, nous n'avons pas eu le loisir d'employer cette méthode ; nous avons été obligé de nous contenter de l'appréciation obtenue avec le papier de tournesol.

5° *Urée.* — L'urée peut être dosée par deux méthodes. Dans la première, on la recueille elle-même, après l'avoir précipitée à l'état de sel, d'azotate que l'on décompose, ou bien en obtenant une combinaison insoluble avec l'oxyde de mercure (Liebig) ; dans une seconde méthode, elle est dosée à l'état du sel ammoniacal qui provient de sa décomposition (Heintz, Bunsen) ; ou bien encore on peut, et c'est la méthode qui a été suivie dans nos recherches, doser le volume des gaz résultant de la décomposition de l'urée et subséquemment le poids des éléments constitutifs de l'urée (azote et acide carbonique).

Le procédé d'Yvon avec l'appareil Regnard a été employé ; la solution d'hypobromite de soude était le réactif dont nous avons fait usage, (eau 140 cc., lessive de soude 60 cc., brome 7 cc.) Avec ce liquide la réaction est facilement obtenue en même temps qu'elle est rapide. Cependant le dosage suivant certains auteurs est imparfait, la réaction donne un excès d'azote (1/20 suivant les uns, 4,5 p. 0/0 suivant Yvon, 1/70 suivant Esbach), car l'acide urique cède 1/10 de son azote, la créatine et la créatinine sont aussi en partie décomposées, de la première deux tiers d'azote sont mis en liberté, un dixième de la seconde ; l'acide hippurique, n'est pas attaqué et ne subit pas l'action de l'hypobromite. Néanmoins, les résultats sont assez précis avec ce procédé qui est simple, facile, rapide et peu coûteux, conditions que ne remplissent pas plusieurs autres procédés. tels que celui où l'urée est précipitée à l'état d'azotate ou bien celui où l'on cherche à obtenir une combinaison avec l'oxyde de mercure. Une seule précaution à prendre est de préparer le réactif en petite quantité à la fois afin de le renouveler aussi souvent que possible.

L'urée étant décomposée, on obtient des gaz qui sont recueillis dans une éprouvette graduée, il est donc nécessaire de faire des corrections suivant la pression de l'atmosphère et la température du lieu où l'on opère.

L'influence de la pression est peu importante ; elle ne se fait que peu sentir sur des petits volumes comme ceux que l'on obtient. Une autre correction beaucoup plus importante est celle relative à la température. Une précaution facile à prendre, et qui a du reste été suivie pendant tout le cours de ces expériences, est de placer à côté et le plus près possible du tube de Liebig où s'opèrent les réactions un thermomètre qui permet d'apprécier la température ambiante, au moment de chaque opération ; des tables dressées pour les températures de 5° jusqu'à 25° permettent de faire rapidement les corrections.

6° *Acide urique. (Acide lithique. Acide urylique.)* —Le procédé le plus souvent employé est celui qui consiste à opérer par double décomposition. On sait en effet que l'acide urique existe rarement dans l'urine à l'état simple, il est le plus souvent uni à la soude, suivant les uns, à l'ammoniaque suivant les autres (Prout).

L'acide chlorhydrique versé dans l'urine décompose l'urate, il s'unit à la base pour former un chlorhydrate, tandis que l'acide urique est précipité à l'état cristallin ou à l'état amorphe. Ce dernier état se rencontre souvent au moment où la fièvre est assez vive et que la température est élevée.

Voici maintenant le mode d'analyse que nous avons employé pour la détermination de l'acide urique : 200 cc. d'urine ne contenant aucune trace d'albumine étaient versés dans un verre à expériences. On y ajoutait 20 cc. d'acide chlorhydrique, le verre était déposé pendant vingt-quatre heures dans un endroit frais et à l'abri des poussières atmosphériques; le lendemain, lorsque le précipité d'acide urique était réuni au fond du verre, l'urine était filtrée sur un filtre en papier Berzelius séché et pesé d'avance ; lorsque le précipité était recueilli sur ce filtre, il était séché à l'étuve chauffée à 100°, puis pesé; la différence entre les deux poids ainsi obtenus donnait la quantité exacte d'acide urique pour 200cc. Ce chiffre trouvé, on évaluait facilement la quantité d'acide urique contenue dans 1 000 cc.; enfin un calcul fort peu compliqué permettait de connaître la quantité contenue dans l'urine recueillie en vingt-quatre heures. Ce n'est que sur ce dernier nombre que l'on peut évaluer l'acide urique éliminé en vingt-quatre heures et baser quelques observations. Car suivant la quantité de boisson ingérée par le malade, la quantité d'urine augmente ou diminue, tandis que l'acide urique plus ou moins dilué reste dans certaines proportions ; il en est de même pour l'urée; c'est, il me semble, pour cette raison que certains expérimentateurs qui n'ont pas fait ce calcul ont trouvé des proportions vraiment minimes d'urée, quoique l'attaque de rhumatisme fût à son début, que la fièvre existât avec une température élevée.

7° *Albumine.* — Toutes les fois que nous avons examiné les urines, l'analyse était faite aussi au point de vue de l'albumine, et par anticipation nous pouvons dire qu'elle n'a jamais été rencontrée dans le cours de la période aiguë.

Le sucre a été aussi recherché, c'était plutôt par scrupule que la recherche a été faite, car nous étions persuadé d'avance qu'il n'en existait aucune trace.

CHAPITRE II.

CARACTÈRES DE L'URINE CHEZ L'INDIVIDU SAIN

Dans ce chapitre comme dans les deux parties du chapitre suivant chacun des caractères de l'urine sera examiné isolément des autres, c'est la marche que nous avons suivie dans le chapitre précédent : une division pourrait être faite en considérant à part l'urine de l'homme et l'urine de la femme, c'est ainsi que nous trouvons des recherches dans le traité de Becquerel et dans d'autres. L'étendue de ce travail ne nous permet pas cette distinction. Nous nous contenterons d'une moyenne générale.

Quantité. — Suivant Becquerel, la quantité d'urine émise par jour est en moyenne de 1319 cc. Lhéritier, dans son Traité de chimie pathologique (1842) donne le même chiffre.

900 cc. à 1200	suivant	Prout.
933 cc.	—	Berzélius (1811).
934 cc. à 958	—	Robin.
1208 cc.	—	Nisseron (1869).

Dans un premier cas, nous avons trouvé	1300 en moyenne	(Obs. 1).
Maximum 1750.		
Dans un second	1166	(Obs. 2).
Maximum 1500.		
V..., 35 ans	1760	(Obs. 3).
Maximum 2 litres 250.		
C..., 30 ans.	1250	(Obs. 4).
Maximum 1500.		
Homme, 32 ans.	1550	(Obs. 8).
Homme, 68 ans.	1000	(Obs. 9).
Homme, 29 ans.	1325	(Obs. 17).
Maximum 1750.		

De ces sept moyennes, qui elles-mêmes sont des moyennes dans chacun des cas, on déduit que la quantité d'urine émise en un jour est de 1336 cc. Cette moyenne est plus élevée que celle relevée dans les auteurs, elle se rapproche pourtant beaucoup de celle donnée par Becquerel.

Si maintenant nous cherchons une dernière moyenne, le résultat nous fait voir que la quantité d'urine émise en vingt-quatre heures est de 1128 cc.

2° *Coloration.* — Becquerel admet onze degrés de coloration. Le degré inférieur correspond à l'eau de roche légèrement verdâtre pour aller en passant par l'ambrée claire, le jaune serin, le jaune citronné et le jaune safrané jusqu'au rouge sanguin qui est le degré supérieur. Dumesnil, dans sa thèse (1843), donne des colorations aqueuse, citrine, citrine ambrée, etc. Neubauer et Vogel donnent des types plus faciles à apprécier. Premièrement jaune clair, puis jaune rouge, rouge, rouge jaune, et rouge brun. Pour Becquerel, la coloration normale est jaune citronné. Pour Dumesnil, ce semble être la citrine ambrée. De nos recherches, il résulte que c'est la coloration jaune ou jaune légèrement rouge qui est la plus fréquente.

Ces remarques semblent peu importantes et peu nécessaires à considérer au premier abord, mais on verra plus tard, dans le cours de ce travail, qu'il y a lieu de faire quelques observations à propos de la coloration ainsi observée.

3° *Densité.* — Elle varie dans de petites limites. C'est ainsi que Becquerel trouve qu'elle peut être évaluée en moyenne à 1017, maximum, 1018, minimum, 1015.

Lhéritier l'évalue à 1017,020 (maximum, 1020,900, minimum, 1015,120).

Garrod, dans le Bulletin de la Medicale Society (Saturday, 23 feb. 1850, Lancet), a évalué la densité avant et après le repas. Il ne nous donne aucun renseignement sur la quantité d'urine excrétée. Ses évaluations semblent un peu trop élevées.

Urine avant le repas.	1028.	1028,2.	1024,7.	1024,8.
Urine après le repas.	1025,5.	1034,3.	1024,8.	
Moyenne.	1027,2.			

Dans le Traité de Golding-Bird et d'après Prout, la densité à l'état normal serait de 1018 à 1020.

On trouve dans la thèse de Nisseron (1869), le chiffre de 1018.

M. Gauthier, dans son Traité de chimie (1874), admet des limites beaucoup moins restreintes. La densité varie, suivant lui, de 1005 à 1030. Elle est surtout fréquente de 1015 à 1025.

Les résultats que nous avons observés sont les suivants:

La densité a été recherchée dans un grand nombre de cas et c'est d'après les moyennes que nous donnons les chiffres ci-dessous :

		Moyenne.	Maximum.	Minimum.	
		—	—	—	
Homme.	50 ans.	1016	1023	1010	(Obs. 1).
—	29 —	1021	1026	1014	(Obs. 2).
—	35 —	1009	1018	1007	(Obs. 3).
—	30 —	1018	1027	1010	(Obs. 4).
—	39 —	1024			(Obs. 5).
—	29 —	1017			(Obs. 6).
—	32 —	1016			(Obs. 8).
—	68 —	1022			(Obs. 9).
—	40 —	1012			(Obs. 10).
—	31 —	1013	1017	101i	(Obs. 17).

De nos observations, il résulte que la densité de l'urine normale est de 1016,8. Ce chiffre se rapproche beaucoup de ceux donnés par Becquerel, Lhéritier et Nisseron. Il est inférieur d'une quantité assez grande aux chiffres donnés par les auteurs anglais; mais d'un autre côté, comme la densité est en rapport inverse de la quantité d'urine, on peut voir que les chiffres représentant la quantité évaluée par les auteurs français est supérieure à celle donnée par les auteurs anglais.

4° *Réaction.* — La réaction varie évidemment avec l'alimentation. Un individu dont la nourriture est surtout composée d'aliments azotés a l'urine acide; cette acidité est en rapport avec la quantité d'aliments azotés qui sont ingérés; l'acidité est surtout exagérée quand l'alimentation est riche en matériaux azotés. Un régime exclusivement végétal donne à l'urine une réaction alcaline. Certains médicaments (les alcalins, carbonate de soude, salicylate de soude) diminuent la réaction acide, mais c'est surtout quand nous en serons à l'étude de l'urine pathologique que nous examinerons l'influence des médicaments. Alors seulement, l'influence sur la réaction sera déterminée sur l'urine chez l'individu sain et chez le malade.

5° *Urée.* — L'évaluation de la quantité d'urée excrétée en un jour varie suivant plusieurs facteurs. Ce principe étant, comme on le sait le dernier résultat de l'oxydation des matières albuminoïdes, doit varier suivant que l'individu sur l'urine duquel la recherche est faite est au repos, qu'il exécute un travail ordinaire ou, au contraire, un travail forcé. Les auteurs ne donnent pas, pour la plupart, la quantité de travail opéré par l'individu qu'ils observaient. C'est ainsi que suivant Becquerel la quantité d'urée excrétée en 24 heures serait en moyenne de 16 gr. 555 (homme 17 gr. 537 — femme 15 gr. 582).

Lhéritier a trouvé 23 gr. 160 c.

Dans la thèse de Moreau on trouve les chiffres suivants :

30 gr. 10	pour 1000	(Berzelius).
13	074	—	(Lecanu).

Ces chiffres qui semblent bien éloignés l'un de l'autre ne auraient nous donner une idée sur la quantité excrétée en 24 heures, puisque l'alimentation n'est pas indiquée en même temps que la quantité d'urine n'est pas évaluée.

Golding Bird a trouvé 16 gr. 555, ce chiffre est identique à celui donné par Becquerel. Le chiffre le plus inférieur qui soit donné par un auteur anglais est celui donné par Battler.

D'après Berzelius (1811) le chiffre serait de	30 gr. 10.		
Robin	24	à 50 gr.	
Beale	21		(0,24 par livre de corps.)
Battler	10		
Brouardel	18	à 22 gr.	
Boymond	20	à 28	
Neubauer	22	à 35	
Vogel	25	à 40	
Beïgel	27	à 35	
Hirtz et Hepp	28	à 33	
Haughton	28		
Lecanu	28		
Kaupp	34	à 36	
Kerner	38		
Gauthier	26		

M. Gauthier a observé des chiffres variant de 23 à 35 gr. Il a rencontré de 60 à 90 gr. chez des individus dont l'alimentation était excessivement riche.

Fouilhoux chez un homme au repos a trouvé 33 gr.

Chez le même homme opérant un travail modéré, 47 gr.
— — — exagéré, 59 gr.

Mais la moyenne était ordinairement de 28 gr. 052 pour un homme adulte, tandis qu'elle n'était que de 19 gr. 016 pour une femme.

Les hommes qui ont fait l'objet de nos observations habitaient la maison municipale de santé. Ils n'étaient atteints d'aucune affection fébrile, presque tous étaient entrés dans cet établissement pour se reposer pendant quelque temps. Ils opéraient donc de petites quantités de travail, leur alimentation était modérée quoique plus que suffisante pour réparer leurs pertes journalières. Ce sont donc les quantités que l'on peut rencontrer chez tout individu sain et n'opérant pas de grand travail, comme cela arrive à ceux qui ont besoin de pourvoir à leur existence par un travail manuel.

		Moyenne.	Maximum.	Minimum.	
		—	—	—	
Homme.	50 ans.	24 gr. 218	26 gr. 901	19 gr. 215	(Obs. 1).
—	29 —	20 465	34 587	14 411	(Obs. 2).
—	35 —	15 187	20 496	9 607	(Obs. 3).
—	30 —	23 172	25 521	19 215	(Obs. 4).
—	39 —	25 620			(Obs. 5).
—	29 —	23 058			(Obs. 6).
—	28 —	24 439			(Obs. 7).
—	32 —	17 824			(Obs. 8).
—	68 —	24 339			(Obs. 9).
—	40 —	23 959			(Obs. 10).
—	29 —	16 620	20 175	14 529	(Obs. 17).

De tous ces chiffres nous pouvons déduire que la quantité d'urée excrétée chaque jour est de 21 gr. 719. Ce hiffre semble un peu faible, car dans les onze cas nous n'en avons que trois où la quantité est inférieure à 20 gr.

tandis que nous en avons sept où la quantité est supérieure à 22 gr.

6° *Acide urique.* Cet acide qui n'est qu'un degré intermédiaire, qu'un produit d'oxydation incomplète, se transforme en urée quand cette oxydation est accomplie ; il varie aussi suivant le régime ; il augmente lorsque le régime est exclusivement animal et diminue au contraire lorsque les végétaux prédominent dans l'alimentation.

Golding Bird a cherché le rapport qui pouvait exister entre l'urée et l'acide urique, il a trouvé ce rapport égal à 1/32. Ce rapport est beaucoup trop faible suivant M. Gauthier, puisqu'il l'a évalué à 1/60, pouvant atteindre 1/70.

Becquerel, dans ses recherches, a trouvé pour résultat 0,526 (homme 0,495, femme 0,557).

Pour Lhéritier le chiffre est plus élevé, suivant lui c'est 1,730.

Golding Bird donne le chiffre de 0,520, tandis que Berzelius donne celui de 1 gr., M. Robin ne trouve que des traces d'acide urique, Beale trouve 0,50, Liebig évalue aussi à 0,50. Beale cite même des cas où il a vu l'acide urique augmenter jusqu'à 23 gr. Ces cas sont rares, et cette augmentation considérable de l'acide urique dépend d'une cause pathologique en général de courte durée.

M. Gauthier dans son Traité de chimie donne 0,50 ; suivant lui, lorsque le régime est surtout animal la quantité s'élève à 1 gr. ou 1 gr. 50, tandis qu'elle s'abaisse à 0,30 si l'alimentation est végétale. Nos résultats dépassent, pour la plupart le chiffre de 0,40.

	Moyenne.	Maximum.	Minimum.	
Homme, 50 ans.	0 gr. 8263	1 gr. 267	0 gr. 5655	(Obs. 1).
— 29 —	1 019	1 995	0 437	(Obs. 2).

—	35 —	0	309	0	420	0	226	(Obs. 3).
—	30 —	0	745	1	260	0	427	(Obs. 4).
—	32 —	0	375					(Obs. 8).
—	29 —	0	650	0	902	0	330	(Obs. 17).

Si nous cherchons à évaluer la moyenne de ces six observations, nous voyons qu'elle est supérieure à 0,500 puisqu'elle est de 0,654. Mais on peut remarquer que les chiffres extrêmes sont assez distants l'un de l'autre, puisque dans un cas la quantité excrétée en un jour est de 1 gr. 019, tandis que dans un autre elle n'atteint pas 0,310.

D'après toutes les considérations que nous avons émises jusqu'à présent à propos de l'urine chez l'individu sain, il me semble à propos d'essayer de donner les caractères que l'urine normale doit posséder dans la plupart des cas.

Quantité.	Coloration.	Densité.	Réaction.	Urée.	Acide urique.
1128	Jaune ou jaune légèrement rouge.	1016,8	Acide.	21 gr. 719	0 gr. 654

Tels sont les caractères qui résultent de nos observations et des analyses faites antérieurement par les auteurs. Ce tableau nous servira plus tard comme terme de comparaison avec ceux que nous établirons après avoir étudié l'urine dans la période aiguë et la période de défervescence du rhumatisme articulaire aigu.

CHAPITRE III.

Dans le chapitre précédent nous avons examiné les caractères que présente l'urine chez l'homme sain. Cette étude ne me semblait nullement déplacée, car en même temps qu'elle résumait les travaux faits jusqu'à ce jour, elle nous servira de terme de comparaison quand nous essayerons d'établir le syndrome de l'urine dans le rhumatisme articulaire aigu.

C'est maintenant que cette étude peut être entreprise, les analyses faites antérieurement allégeront notre tâche et viendront avec les nôtres former un groupe assez considérable pour pouvoir, je l'espère, établir un syndrome.

Dans toute maladie aiguë trois périodes peuvent être distinguées, la première et la dernière sont bien distinctes, mais entre les deux existe une période indéterminée, de courte durée et pendant laquelle l'état aigu n'existe plus et la convalescence n'est pas encore établie d'une façon précise, c'est la période de défervescence. Il en est de même dans le rhumatisme articulaire aigu; en effet, dans cette affection, les symptômes, fièvre, douleurs, sueurs, disparaissent presque subitement d'un jour à l'autre; la température élevée s'abaisse dans un grand nombre de cas presque subitement, c'est ce qu'il nous a été donné d'observer plusieurs fois. Cette diminution de la gravité des symptômes se traduit aussi du côté de la sécrétion urinaire par certains caractères particuliers que nous étudierons plus tard. C'est pour ces raisons que, à l'exemple du Dr Stevenson, nous avons divisé notre travail en deux parties.

1° Caractères de l'urine pendant l'état aigu (acute stage de Stevenson).

2° Caractères de l'urine pendant la période de *convalescence.*

Dans chaque cas, il était de toute nécessité de séparer ces deux périodes, c'est par un ensemble des signes suivants que nous y sommes parvenus.

1° *Période aigue.* — Le malade est atteint de fièvre (température élevée 38o, 39°, pouls à 96, 120 pulsations), sueurs profuses, état général qui accompagne les états fébriles, certaines articulations sont le siége de douleurs vives, spontanées et provoquées, elles sont gonflées, avec coloration particulière de la peau.

2° *Période de défervescence.* — La température varie de 36°,8 à 37°,5, le pouls s'est beaucoup affaibli, et généralement a perdu de sa fréquence et de sa force. Le gonflement des articulations a disparu, il n'y existe plus que des douleurs vagues, plutôt de légers picotements. Le malade en outre est anémié, les forces ont beaucoup diminué, l'amaigrissement a été rapide pendant les quelques jours qu'a duré la première période.

Telles sont les raisons sur lesquelles nous nous sommes appuyé pour étudier l'urine dans le rhumatisme articulaire aigu et qui nous ont aidé à diviser notre travail.

1° CARACTÈRES DE L'URINE DANS LA PÉRIODE AIGUE DU RHUMATISME ARTICULAIRE AIGU.

1° *Quantité.* Dans toute affection aiguë fébrile, la fièvre qui accompagne, se caractérise par un certain nombre de signes variables, mais dont quelques-uns se rencontrent dans tous les cas : tels sont l'élévation de la température et les sueurs profuses ; la quantité d'eau éliminée par la peau et par les poumons étant augmentée, celle évacuée par les urines doit donc diminuer ; tel est le raisonnement que les auteurs ont fait, raisonnement qui est vérifié par bon nombre d'observations, mais qui aussi doit supporter beaucoup d'exceptions.

Dans la plupart des cas, avant tout traitement, les observations montrent que la quantité d'eau n'atteint pas 1000 centimètres cubes ; il faut excepter les cas où le malade, en proie à une soif vive, ingère par jour 1 litre, 1 litre et demi et plus de boisson (limonade, tisane). Cette quantité d'eau assez considérable doit donc faire augmenter à peu près d'autant la quantité d'urine éliminée.

Becquerel cite deux cas. Dans l'un 978 cc. d'eau, dans le second 868 cc. ; M. Charvot cite deux observations, dans la première la quantité varie de 500 cc. à 700 cc., dans la seconde elle atteint 1000 cc. M. Molé dans une première observation trouve qu'elle varie de 900 c. c. à 1000 cc.; dans une autre 950 cc. et 600 cc. sont les limites entre lesquelles varie la quantité d'urine. M. Albert Robin donne comme moyenne 916 cc., cette moyenne est prise sur deux cas. Enfin, dans un travail publié récemment par M. Edmond Marrot (Archives générales de médecine, février 1879), que M. le Dr Lecorché a eu la bonté de mettre à notre disposition, des chiffres variant entre 200 et 900 cc. sont indiqués. Dans le travail de Stevenson, les quantités indiquées sont les suivantes : la plus inférieure est 566 cc. 76; 1048 cc. est le nombre le plus élevé qu'il ait observé, on ne peut se fonder sur ces chiffres, puisque Stevenson n'indique pas si un traitement avait été institué. M. Marrot en même temps qu'il nous donne ses chiffres indique que les malades n'avaient pas encore été soumis à un traitement.

Il nous a été donné d'observer un certain nombre de cas de rhumatisme articulaire aigu et les moyennes que nous avons obtenues sont les suivantes :

Homme.	L...,	17 ans,	500 cc.	(Obs. 11)
—	P...,	26 ans,	900 »	(Obs. 13)
—	T...,	31 ans,	850 »	(Obs. 14)
—	R...,	30 ans,	833 »	(Obs. 15)
—	T...,	18 ans,	900 »	(Obs. 18)
—	G...,	42 ans,	950 »	(Obs. 19)

Chez ce malade la quantité d'urine n'a pas dépassé 100 cc. à deux reprises différentes, un jour même il y a eu anurie presque complète.

Femme. 33 ans, 750 cc. (Obs. 23)

Si la moyenne des chiffres indiqués par nos observations est établie, on voit que les malades rendent en moyenne 812 cc. et que les quantités le plus souvent observées dépassent 800 cc. Ces chiffres sont plus élevés que ceux donnés par les auteurs, en particulier ceux que M. Marrot indique dans son travail, mais il résulte d'un nombre assez considérable d'observations où les appréciations ont été faites avec le plus grand soin.

2° *Coloration.* — Dans tous les traités la coloration indiquée est celle de l'urine fébrile, c'est-à-dire fortement colorée (High coloured, disent les Anglais).

La coloration varie suivant que l'urine est observée peu de temps après l'émission ou au contraire plusieurs heures après quand le liquide a eu le temps de se refroidir.

a. Sitôt après l'émission la coloration de l'urine est fortement rouge, elle répond au type rouge jaunâtre de Neubauer et Vogel, elle est claire, sans aucun dépôt.

b. Quand l'urine s'est refroidie, une certaine partie des urates qui auparavant étaient maintenus en solution grâce à l'élévation de la température, se précipite au fond et sur les parois du vase, l'urine alors a perdu de sa transparence, elle est trouble, en même temps sa coloration a diminué un peu d'intensité.

3° *Densité.* — La quantité d'urine est moindre, les sels et l'urée ont augmenté, nous le disons par anticipation, la densité, ceci est facile à comprendre, est plus élevée que de coutume.

Becquerel indique 1017 et 1018 comme densité, c'est déjà une densité supérieure à celle que nous avons indiquée comme étant la normale (1016,8). Dumesnil indique 1026 et 1028. Pour M. Molé, elle varie de 1020 à 1025 pour atteindre 1027 et même 1029 dans un cas. Dans son Traité d'urologie M. Robin indique qu'elle varie de 1025 à 1038 et il prend pour moyenne le chiffre 1029.

Stevenson.	1er cas,	1028,9	Stevenson.	4e cas,	1028
—	2e —	1019,9	—	6e —	1028,9
—	3e —	1021,15			

La moyenne que l'on peut établir suivant ces chiffres est 1025,4. Dans le travail de M. Marrot, la densité varie de 1028 à 1030. De nos recherches, résultent les chiffres suivants :

1026	(Obs. 11)	1029,5	(Obs. 19)
1022	(Obs. 12)	1025	(Obs. 20)
1017	(Obs. 13)	1025	(Obs. 21)
1023	(Obs. 14)	1023	(Obs. 22)
1025	(Obs. 15)	1019	(Obs. 23)
1020	(Obs. 16)	1022	(Obs. 24)
1026	(Obs. 18)	1029,5	(Obs. 25)

Ce sont les moyennes, mais dans plusieurs cas la densité atteignait 1030, voire même 1036. La plus inférieure est 1017.

Si de ces moyennes, nous essayons d'en établir une nouvelle, on voit que dans la période aigue du rhumatisme, la densité est ordinairement de 1023,7.

4° *Réaction.* — Comme dans toute urine fébrile, la réaction est acide, c'est ce que nous avons trouvé dans nos analyses, mais un point intéressant à étudier et qu'aucun auteur n'a entrepris est de rechercher le degré d'acidité, de savoir si l'acidité varie avec les périodes de l'affection ; c'est ce que nous aurions voulu établir, mais nous n'en avons pas eu le loisir. C'est une question à élucider, une lacune que nous espérons combler aussitôt que cela nous sera possible. Dans un cas cependant où la température était peu élevée, et les douleurs peu vives, l'urine a toujours présenté une réaction alcaline ou très-peu acide. Le malade qui faisait le sujet de cette observation (Obs. XVI) avait été traité avant son entrée à l'hôpital par les alcalins (nitrate de potasse), nous avons noté qu'il avait cessé ce traitement deux jours avant la première analyse de l'urine; ce malade après huit jours environ de séjour dans le service de M. Lecorché a présenté les symptômes et les signes vérifiés à l'autopsie de rhumatisme cérébral. Cette alcalinité de l'urine est-elle encore due à l'influence du médicament alcalin ou bien est-elle le signe de la manifestation cérébrale ? C'est ce que l'on ne peut établir au premier abord, cependant l'alcalinité de l'urine dans le cours d'une affection fébrile a été indiquée comme un signe de gravité, n'en serait-il pas de même ici, c'est ce qui nous semble avoir lieu, mais que nous ne saurions établir, n'ayant eu l'occasion de ne l'observer que dans un cas.

5° *Urée.* — Les nombres indiquant la quantité d'urée sécrétée et qui sont indiqués avant le travail de Stevenson, sont beaucoup inférieurs à ceux trouvés depuis 1866 :

C'est ainsi que Becquerel dit que l'urée dans le rhumatisme articulaire aigu varie de 7 gr. 761 à 12 gr. 356 ; que Lhéritier donne des chiffres variant de 4 gr. 356 à 8 gr. 899; tandis que suivant Hirtz, elle varie de 28 à 79 grammes, suivant Charvot de 40 à 50 grammes, suivant Molé de 28 à 39 grammes. M. Albert Robin établit une moyenne de

25 grammes, en ayant soin d'indiquer que l'urée subit des variations de 20 à 40 grammes. Je ne saurais passer sous silence les résultats obtenus par le Dr Stevenson :

1er	cas	28 gr.	513
4[e]	—	37	367
7[e]	—	20	646

Dans deux cas nous ne trouvons que 11,428 et 18,637.

Enfin dans le travail de M. Marrot, la quantité varie de 19,21 à 31,5 avant l'intervention de tout médicament.

A quoi tient la faiblesse des nombres indiqués par Becquerel et plusieurs autres. Est-ce que ces chiffres représentent l'urée contenue dans un certain volume d'urine ou celle excrétée en 24 heures, c'est ce qui n'a pas été indiqué ou bien est-ce le mode de recherche qui en est la cause, c'est ce que nous ne pourrions établir actuellement.

Qu'il nous soit permis d'indiquer les résultats que nous avons recueillis.

			Maximum.		Minimum.	
Obs. 11.	30 gr.	744	—		—	
Obs. 12.	25	795	34 gr.	587	15 gr.	132
Obs. 13.	18	361	21	777	12	810

Notons que dans ce cas la température était peu élevée et les douleurs peu intenses. Nous excluerons, si on le veut bien ce chiffre lorsque nous voudrons établir la moyenne de l'urée dans le rhumatisme articulaire aigu.

				Maximum.		Minimum.	
				—		—	
Homme.	Obs. 14.	25 gr.	645	34 gr.	587	20 gr.	176
—	Obs. 15.	32	025				
—	Obs. 16.	33	019	38	430	25	620
—	Obs. 18.	21	500	36	226	28	182

—	Obs. 19.	34	233	48	037	26	901
—	Obs. 20.	37	514	51	880	29	003
—	Obs. 21.	31	171	38	430	25	620
—	Obs. 22.	26	185	29	463	18	915
Femme.	Obs. 23.	22	652	25	620	20	496
Homme.	Obs. 24.	31	922	39	721	25	620
—	Obs. 25.	27	888	29	003	26	681

En essayant d'établir une moyenne de tous ces chiffres qui, comme dans toutes les autres parties de ce travail, ne sont elles-mêmes que des moyennes dans chacun des cas; nous pouvons conclure avec nos observations seules que la quantité d'urée excrétée est de 29 gr. 432 en 24 heures.

6° *Acide urique.* — L'acide urique augmente de quantité, c'est un fait reconnu par tous les expérimentateurs. Becquerel, qui tout à l'heure nous indiquait pour l'urée des chiffres inférieurs à ceux trouvés actuellement, reconnaît que l'acide urique a subi une augmentation. Suivant ses recherches, il varie de 1 gr. 713 à 0,919. Lhéritier a trouvé 0,999. Pour le rhumatisme, M. Charvot donne dans une observation 1 gr. 12, et dans une autre il varie de 1 gr. 03 à 1 gr. 05. Dans le syndrome établi par M. Robin la moyenne de 1,154 est indiquée; en outre il dit que dans le rhumatisme, l'acide urique est toujours très-augmenté et qu'il peut même s'élever au quadruple de la quantité observée à l'état normal. Stevenson, qui, dans l'urine de l'individu sain ne trouve que des traces d'acide urique (very little), n'indique dans ses observations que des quantités variant de 0,119 (un cas) à 0,416, 0,430, 0,597 : ce sont des chiffres qui suivant de nombreuses recherches indiquent la quantité d'acide urique éliminé par l'homme en bonne santé. D'après le travail de M. Marrot on peut voir que l'acide urique augmente de beaucoup, puisqu'il atteint 1 gr. 70 au maximum et 1 gr. 10, 1 gr. 35 et 1 gr. 30. Ces chiffres se rapprochent de ceux que nous avons obtenus.

	Moyenne.		Maximum.		Minimum.	
	—		—		—	
Obs. 12.	1 gr.	758	3 gr.	262	0 gr.	885
Obs. 13.	0	510	»	»	»	»
Obs. 14.	1	541	2	212	1	215
Obs. 15.	1	045	»	»	»	»
Obs. 16.	1	118	1	460	0	600
Obs. 18.	2	236	4	106	0	955
Obs. 19.	1	306	2	180	0	680
Obs. 20.	1	113	1	375	0	965
Obs. 21.	0	835	1	025	0	625
Obs, 22.	0	930	1	190	0	675
Obs. 23.	1	228	2	020	0	750
Obs. 24.	1	531	1	725	1	337
Obs. 25.	1	687	2	165	1	195

De ces moyennes, le chiffre qui en résulte est de 1294. Si maintenant, nous comparons l'acide urique et l'urée, nous remarquons que ces deux principes sont augmentés, que les quantités les plus considérables d'acide urique accompagnent les quantités identiques d'urée, et que le rapport inverse que plusieurs auteurs indiquent ne se trouve pas réalisé dans ce cas.

7° *Albumine.* — Je crois utile de rapporter ici l'observation que O. Henry a faite sur lui-même lorsqu'il fut atteint d'une attaque de rhumatisme. La cause était un violent refroidissement; il remarqua la présence de l'albumine dans son urine. Cette albuminurie n'est-elle pas due à une néphrite ou à une congestion rénale que le refroidissement avait causée en même temps que le rhumatisme? c'est l'opinion que Moreau a développée dans sa thèse. Cet auteur dit en outre qu'il n'a trouvé de l'albumine chez les malades atteints de rhumatisme articulaire aigu que lorsque ceux-ci avaient pris de fortes doses de nitrate de potasse ou de teinture de digitale, la preuve qu'il en donne c'est que cette albuminurie cessait avec la cessation de ces médicaments. Martin-Solon n'a jamais rencontré d'albumine dans la période aiguë. Rouby met aussi en doute l'albuminurie au début du rhumatisme, il cite le cas d'O. Henry et demande si l'albuminurie dans ce cas n'était pas indépendante du rhumatisme. M. Besnier reconnaît une albuminurie dans le rhumatisme. M. Albert Robin a trouvé la présence de l'albumine dans près de 40 pour cent des urines qu'il a examinées. Stevenson ne l'a jamais rencontrée. Pour nous, le nombre assez considérable d'analyses que nous avons été à même de faire, nous permet d'émettre une opinion assez fondée et nous croyons devoir dire que l'albumine ne se rencontre jamais, malgré que dans tous les cas nous l'ayons recherchée avec soin, quand il n'y a pas de complication du côté des reins, dans la période aiguë du rhumatisme.

8° *Sucre.* — Dans aucun cas, il n'a été rencontré. Je ne fais que le mentionner parce qu'il a été recherché dans toutes les analyses.

Les différents caractères de l'urine que nous avons recherchés dans la période aiguë du rhumatisme étant examinés, essayons d'établir un syndrome.

Qu'il nous soit permis de rappeler ici les caractères de l'urine normale, nous indiquerons vis-à-vis ceux de l'urine dans la période aiguë et nous pourrons comparer les modifications qui ont pu survenir.

	Etat de santé.	Période aigue.
Quantité....	1128 cc.	812 cc.

Coloration	jaune ou jaune légèrement rouge.	fortement colorée rouge jaune.
Densité.....	1016,8.	1030 cc.
Réaction.	Acide (pouvant varier avec l'alimentation.)	Acide (toujours).
Urée........	21 gr. 719.	29 gr. 432.
Acide urique.	0 654.	1 294.
Albumine...	Jamais.	Jamais.
Sucre.......	Jamais.	Jamais.

2° CARACTÈRES DE L'URINE PENDANT LA CONVALESCENCE DU RHUMATISME ARTICULAIRE AIGU.

Durante a déjà, en 1862, donné quelques indications, mais il faut arriver aux travaux de MM. Charvot et Molé pour trouver des indications précises. Notons encore le récent travail de M. Marrot et quelques renseignements donnés par Stevenson.

1° *Quantité.* — Durante dit que la quantité d'urine augmente lorsque la défervescence s'établit; mais il n'a donné aucun chiffre, ce n'est que dans les thèses de M. Charvot et de M. Molé que des chiffres sont indiqués pour la première fois. Dans un cas cité par M. Charvot le 19e et le 20e jour la quantité d'urine variait de 2000 cc. à 2400 cc. M. Molé donne des chiffres à peu près semblables. Ceux donnés par Stevenson ne sont pas aussi élevés (1824-1473-963). M. Marrot, qui accorde une grande part de cette polyurie à l'action du salicylate de soude, donne des chiffres qui varient de 1200 à 2000 cc.

Dans nos observations nous avons trouvé les chiffres suivants :

	Moyenne.		Maximum.		Minimum.	
	—		—		—	
Obs. 11.	1 gr.	333	2 gr.	000	1 gr.	500
Obs. 13.	1	292	1	500	1	000
Obs. 14.	1	300	1	500	1	000
Obs. 15.	1	000	»	»	»	»
Obs. 18.	»	900	1	000	»	750
Obs. 19.	1	212	2	000	»	650
Obs. 20.	»	950	1	550	»	750
Obs. 21.	1	100	»	»	»	»
Obs. 22.	1	200	2	000	1	000
Obs. 23.	1	100	1	500	»	750
Obs. 21.	1	917	3	000	1	000
Obs. 25.	1	250	1	500	1	000

De ces chiffres nous déduisons que, en moyenne, la quantité d'urine est de 1213. Cette moyenne que nous avons établie varie suivant plusieurs facteurs. Les malades ingèrent toujours des quantités assez considérables de liquide à l'état de tisane, etc., d'autre part les diurétiques sont toujours administrés, de sorte qu'il est bien difficile de faire ressortir la crise urinaire que de nombreux auteurs ont indiquée, puisqu'on ne peut jamais rencontrer de malades qui n'aient pas été soignés. Dans le service de M. Lecorché, un malade (obs. XII) n'a jamais pris de médicaments, nous observons cependant que la quantité d'u- varie de 1000 à 1500 cc., empressons-nous d'ajouter que ce malade buvait environ deux litres et demi à trois litres de tisane par jour.

2° *Coloration.* — L'urine augmente en quantité, les matériaux qu'elle entraîne diminuent, la coloration diminue en intensité, c'est ce que nous remarquons dans la plupart de nos observations où l'urine devient jaune rouge, jaune et même jaune clair.

3° *Densité.* — La densité diminue d'une part, puisque la quantité d'eau augmente, mais aussi parce que la quantité de matériaux azotés éliminés diminue aussi.

M. Charvot cite un cas de rhumatisme dans lequel on voit bien cette diminution de la densité : au 5e jour d'une attaque aiguë de rhumatisme, elle est de 1029,5, la défervescence survient le 11e jour, et la densité est de 1015,5 au 19e jour, elle est de 1016 au 20e. D'après M. Molé, de 1027 elle tombe à 1013 et de 1029 elle tombe à 1015. D'après Stevenson de 1028,9 et 1021,5 elle devient 1013,5 et 1018,5 (Notons que pour cette dernière densité, la quantité d'eau était de 963 cc. 505 avec 13 gr. 628 d'urée et 0,0966 d'acide urique).

	Moyenne.		Maximum.		Minimum.	
	—		—		—	
Obs. 13.	1 gr.	012	1 gr.	015	1 gr.	008
Obs. 14.	1	015	»	»	»	»
Obs. 16.	1	010,5	1	011	1	010
Obs. 19.	1	009	»	»	»	»
Obs. 20.	1	009,5	»	»	»	»
Obs. 23.	1	010	1	012	1	008

On ne peut prendre la densité de l'urine dans la défervescence que chez les malades qui n'ont encore pris aucun aliment; car chez ceux qui ont pris de la nourriture, les matériaux de l'urine ont été augmentés par cela même qu'il y a eu ingestion d'aliments et par suite aucune appréciation n'est possible : avec l'aide de ces quelques chiffres nous pouvons dire qu'au moment de la défervescence la densité est diminuée et qu'elle peut être réprésentée à peu près de 1011.

4° *Réaction.* — M. le professeur Gubler a indiqué depuis longtemps l'alcalescence de l'urine pendant la convalescence de toute affection fébrile. M. Bouillaud l'avait déjà fait connaître. M. Durante dans sa thèse (1862) dit que, comme dans la convalescence de toute maladie fébrile, l'urine est plus abondante, plus aqueuse, plus pâle et devient alcaline. Elle est surtout alcaline dans la convalescence de la fièvre typhoïde et de la pneumonie. Stevenson a aussi signalé cette alcalinité. Aucune recherche n'est signalée dans les thèses de M. Charvot et de M. Molé, ni dans le travail de M. Marrot.

Cette réaction alcaline de l'urine a toujours été rencontrée par nous au début de la convalescence et indépendamment de tout médicament; cette distinction était facile à faire puisque M. le Dr Lecorché cesse ordinairement l'administration des alcalins (surtout du salicylate de soude), lorsque les douleurs ont diminué un peu d'intensité et que la maladie est néanmoins encore dans sa période aiguë.

5° *Urée.* — L'urée diminue tant que les malades n'ont pas recommencé à s'alimenter d'une façon régulière et plus substantielle. M. Charvot cite un cas ou de 56 gr. 25 l'urée tombe à 29 gr., 18 puis 23 gr. 60. M. Molé a trouvé les mêmes résultats, au lieu de 35 gr. d'urée, le malade n'en excrète plus que de 14 à 18 gr.

Stevenson cite 21 gr. 92, 13 gr. 628, 17 gr. 407 (14° jour), 19 gr. 583 (26° jour).

Nous avons trouvé les résultats suivants :

	Moyenne.			Moyenne.	
Obs. 11.	19 gr.	545	Obs. 13.	11 gr.	836
Obs. 14.	18	451	Obs. 15.	17	934
Obs. 16.	14	091	Obs. 19.	14	686
Obs. 20.	12	700	Obs. 23.	14	000
Obs. 24.	12	000	Obs. 25.	17	000
Obs. 26.	18	000	Obs. 27.	14	720
Obs. 30.	16	653	Obs. 31.	15	372

Le chiffre moyen qui résulte de ces différentes moyennes nous montre que pendant la période de convalescence la quantité d'urée est environ de 15,499; elle oscille peu autour de ce chiffre comme on peut le voir dans le tableau précédent. Les quantités que nous avons notées indiquent l'urée qui est excrétée pendant un jour entier. De la comparaison de ces chiffres avec ceux représentant la quantité d'urée excrétée à la période aiguë pendant le même espace de temps, il résulte que l'urée pendant la convalescence diminue d'une façon absolue.

6° *Acide urique.* — L'acide urique subit aussi une diminution considérable, sa décroissance est absolue et relative, absolue puisque comme nous allons le montrer, la quantité rendue en 24 heures est diminuée; relative, puisque la quantité d'eau dans laquelle il est dissout est plus considérable. Stevenson l'a trouvé en si petite quantité qu'il n'a pu en faire le dosage dans tous les cas; dans une observation où elle a été dosée la quantité d'acide urique était de 0,0966.

L'acide urique, d'après M. Charvot, diminue de 1 gr. 12 à 0,183, ou 0,150.

Nos recherches portent sur un certain nombre de cas que nous allons faire connaître.

	Moyenne.			Moyenne.	
	—			—	
Obs. 11.	0 gr.	595	Obs. 14.	0 gr.	507
Obs. 16.	0	285	Obs. 18.	0	310
Obs. 19.	0	177	Obs. 20.	0	271
Obs. 23.	0	500	Obs. 24.	0	240
Obs. 25.	0	425	Obs. 27.	0	365
Obs. 29.	0	454	Obs. 30.	0	285
Obs. 31.	0	213			

De ces chiffres, nous déduisons qu'au début de la convalescence, l'urine contient en moyenne 0,348 d'acide urique.

Dans tous les cas on peut voir d'une façon évidente que l'acide urique devient le tiers, même le quart de ce qu'il était pendant la période aigue.

La période pendant laquelle la diminution de l'urée et de l'acide urique peut être observée est ordinairement courte, car le malade commence bientôt à s'alimenter et une nouvelle période commence où les mouvements d'assimilation et de désassimilation se contre-balancent et où les produits azotés de nouveau éliminés rendent à l'urine ses caractères normaux.

7° *Albumine.* — Sa présence a été signalée dans quelques cas. Il nous a été donné de la constater dans un seul cas (Ob. XXVIII).

8° Inutile de parler du sucre qui, quoique cherché dans toutes les analyses n'a jamais été rencontré.

SYNDROME.

En terminant la première partie de ce chapitre, deux tableaux où étaient indiqués les caractères de l'urine, dans le premier chez l'homme sain, dans le second à la période aiguë du rhumatisme articulaire ont été dressés ; ils vont être reproduits et le syndrôme de l'urine pendant la période de convalescence sera ajouté.

	Hommes sains.	Période aiguë.	Période de convalescence.
Quantités....	1128 cc.	812 cc.	1213 cc.
Coloration...	jaune ou jaune légèrement rouge.	fortement colorée rouge jaune.	jaune.

Densité......	1016,8 (1).	1030	1011
Réaction....	Acide pouvant varier avec l'alimentation.	Acide toujours.	Alcaline.
Urée.........	21 gr. 719	29 gr. 432	15 gr. 499
Acide urique.	0 654	1 294	0 348
Albumine....	Jamais.	Jamais.	Dans quelques cas.
Sucre........	Jamais.	Jamais.	Jamais.

CONCLUSIONS.

De l'examen de ces syndromes il résulte que :

1° Pendant la période aigue :

L'urine est diminuée de quantité, l'urée et l'acide urique sont augmentés dans de grandes proportions relativement et absolument. L'urine est acide et de densité supérieure à la normale.

2° Pendant la convalescence :

L'urine augmente en quantité, l'urée et l'acide urique diminuent relativement et absolument. Elle est en général alcaline, de densité inférieure à la normale et contient dans quelques cas de l'albumine.

J'avais l'intention d'étudier l'action des médicaments, entre autres du sulfate de quinine et du salicylate de soude, quelques recherches avaient été entreprises sur les affections cutanées qui apparaissent pendant le cours du rhumatisme articulaire aigu ; mais les limites dans lesquelles je suis obligé de me restreindre, m'obligent à terminer ici mon travail.

(1) Ce chiffre paraîtra un peu faible, c'est cependant celui qui résulte de nos analyses.

OBSERVATIONS.

Pendant mon externat à la Maison de santé, dans le service de M. le Dr Lecorché, j'ai recueilli les observations suivantes qui ont servi de base à mon travail : les analyses d'urine ont été faites par moi dans le laboratoire de notre maître bienveillant, qui m'a sans cesse aidé de sa science et de ses bons bons conseils, dont je ne saurais jamais trop le remercier.

OBSERVATION I. — A..., 50 ans. maître d'hôtel, entré le 28 septembre 1878, dans le service de M. le Dr Lecorché.

Ce malade est resté à la maison municipale de santé jusqu'au 22 octobre. Il ne présentait aucun symptôme fébrile, il ne voulait que se reposer pendant quelques jours. Nous avons examiné ses urines, que nous pouvions considérer comme celles d'un individu sain.

Dates.	Quantité.	Coloration.	Réaction.	Densité.	Urée.	Acide urique
2 oct.	1300	Jaune.	Acide.	1016	23gr.3142	1gr.267
6 —	1750	Jaune.	—	1015	26 901	0 647
9 —	1000	Jaune rouge.	—	1023	25 620	0 765
11 —	1000	Rouge jaune.	—	1019	24 339	
16 —	1500	Jaune clair.	Neutre.	1010	19 215	0 990
18 —	1500	—	Peu acide.	1012	25 979	0 5655
Moyenne	1300			1016	24 228	0 8263

OBS. II. M..., 29 ans, restaurateur, entré le 7 octobre 1878, dans le service de M. le Dr Lecorché.

Ce malade entre pour une scrofulide de la jambe droite ; cette affection ne lui causant aucun symptôme fébrile, ni général, nous avons examiné ses urines et nous avons observé les résultats suivants :

Dates.	Quantité.	Coloration.	Réaction.	Densité.	Urée.	Acide urique
7 oct.		Jaune.	Alcaline.	1020	16gr.653	1gr.120
9 —	1500	Jaune rouge.	Acide.	1026	34 587	1 995
13 —	1250	—	—	1020	19 915	1 062

21 —	1000	Rouge jaune.	—	1025	20	496		
4 nov.	1000	Jaune.	—	1022	18	915	0	695
6 —	1450	—	Alcaline.	1023	21	777	0	805
18 —	1250	—	Acide légèrement	1014	14	411	0	437
Moyenne	1166			1021	20	465	1	019

L'alcalinité que l'on observe vers le 6, semble due à l'action du sirop de Gibert, que le malade prit à cette époque.

Obs. III. V..., 35 ans, employé, entré le 30 novembre dans le service de M. le Dr Lecorché. Aucune affection fébrile, il ne se plaint que d'un peu de toux. Ses urines sont examinées.

Dates.	Quantité.	Coloration.	Réaction.	Densité.	Urée.		Acide urique	
—	—	—	—	—	—		—	
6 déc.	1750	Jaune.	Acide.	1007	13gr.	449	0gr.	226
29 —	1300	—	Alcaline.	1011	16	393		
30 —	2000	—	—	1009	20	496	0	280
4 janv.	2500	—	Acide.	1008	16	012		
6 —	1500	—	—	1009	9	607	0	420
Moyenne	1760			1009	15	187	0	309

Obs. IV. — C..., cocher, 30 ans, entré le 13 novembre dans le service de M. le Dr Lecorché.

Ce malade entre dans le service pour une sciatique du côté droit.

Dates.	Quantité.	Coloration	Réaction.	Densité.	Urée.	Acide urique
—	—	—	—	—	—	—
15 nov.	750	Jaune rouge.	Acide.	1027	30gr. 744	0gr. 795

Numération des globules : 4,095,250 globules rouges, 1,770 globules blancs. Rapport 1/1640.

17 nov. On donne au malade 4 grammes de bicarbonate de soude.

Dates.	Quantité.	Coloration.	Réaction.	Densité.	Urée.		Acide urique	
—	—	—	—	—	—		—	
19 nov.	1000	Jaune.	Alcaline.	1023	23gr.	058		
23 —	1500	—	—	1010	19	215	0gr.	427
25 —	1500	Jaune rouge.	Fortem. alc.	1013	24	979	0	697
27 —	1500	—	—	1015	25	521	1	260
Moyenne	1250			1018	23	172	0	745

Numération des globules faite à la date du 27 novembre : 3,341,625 globules rouges, 1773 globules blancs. Rapport de 1/1650 à 1/1320.

OBS. V. — Homme, 39 ans. Pas d'affection fébrile. L'urine était :

	Densité.	Urée.	Acide urique.
Acide rouge jaune.	1024	25 gr. 620	
OBS. VI. — Homme, 29 ans. Acide, jaune.	1017	23 058	
OBS. VII. — Homme, 28 ans. Acide, jaune.		24 339	
OBS. VIII. — Homme, 32 ans. 1550 cc. acide.	1016	17 824	0 375
OBS. IX. — Homme, 68 ans. 1000 cc. acide, rouge jaune.	1022	24 339	
OBS. X. — Homme, 40 ans. Acide, jaune rouge.	1012	23 959	

OBSERVATION. XI. — L..., 17 ans employé, entré le 10 décembre 1878 dans le service de M. le docteur Lecorché.

9 décembre. — Le malade a été refroidi hier soir; ce matin, à son réveil, il a ressenti de vives douleurs dans les deux articulations scapulo-humérales, Il a travaillé néanmoins jusqu'au soir. Aucun traitement.

Le 10. Nous voyons le malade aujourd'hui pour la première fois. Il raconte qu'il a eu, il y a sept ans, une première attaque de rhumatisme ayant duré un mois; il y a quatre ou cinq ans, seconde attaque ayant duré quinze jours. Pas de blennorrhagie.

Fièvre; température assez élevée; sueurs. Les genoux et les deux épaules sont enflés et douloureux.

Le 11. Pouls 104. On donne au malade 6 gr. de salicylate de soude.

Le 12. Même état. 96 puls. Les mêmes articulations sont prises. Sueurs. Epistaxis (1).

Le 13. Même état. 84 puls.

Le 16. Les douleurs ont beaucoup diminué. Le malade a dormi. La fièvre a diminué ainsi que les sueurs.

(1) Le salicylate de soude semble la cause des épistaxis, puisque ces hémorrhagies cessent lorsque ce médicament n'est plus administré. Ce fait a déjà été signalé, M. Lecorché a récemment encore observé un cas d'hématurie causée par le salicylate de soude (8 gr.). L'hématurie a cessé lorsque le salycilate a été supprimé. Elle n'a pas reparu lorsqu'on l'a donné ensuite à la dose de 4 grammes.

Le 17. L'état s'améliore davantage. 68 puls.

Le 18. Le malade commence à se lever. Plus de médicament.

Le 20. Première sortie au jardin.

Le 24. Le malade sort guéri.

Examen des urines.

Dates.	Quantité.	Coloration.	Réaction.	Densité.	Urée.	Acide urique.
13 déc.	500	jaune rouge	acide	1026	30 gr. 744	
16 —	1500	jaune	peu acide	1016	26 481	0 gr. 892
18 —	2000	jaune	alcaline	1018	42 874	3 180
Moyennes Pér. aiguë	500			1026	30 744	
Période de déferveseence	1750			1017	34 618	2 036

OBSERVATION XII. — S..., âgé de 46 ans, sergent de ville, entré le 17 décembre 1878, dans le service de M. le docteur Lecorché.

Jamais de douleurs, pas de blennorrhagie.

Le 8 décembre, il est refroidi ; le soir, au moment de se coucher, fièvre, anorexie, céphalalgie ; sueurs pendant la nuit. Le lendemain, il ne peut se lever : douleurs vives dans toutes les jointures ; un médecin appelé ordonne 1 gr. 50 de sulfate de quinine à prendre en trois fois ce traitement est suivi jusqu'au 15 décembre sans aucune modification : il entre alors à la maison de santé.

Notons d'avance que les médicaments ne seront jamais indiqués ; ce serait un soin inutile puisque le malade les a refusés pendant tout son séjour.

17 décembre. — Douleurs dans les jointures, surtout celles du côté droit. Fièvre, sueurs, anorexies, constipation ; pas de sommeil. Rien à la poitrine ni au cœur. T. 40,2. 108 puls.

Le 18. Même état, ne dort pas ; sueurs, etc. T. matin 39,2 ; soir 39,8. 100 puls.

Le 19. T. matin 39,2. 100 puls.

Le 20. T. matin 39. 100 puls.

Le 21. T. matin 38,2. 108 puls. T. soir 38,9.

Le 23. T. matin 39,2. 100 puls. T. soir 39,2. 96 puls.

Le 24. T. matin 39. 96 puls. T. soir 40.

Le 25. T. matin 39,6, 96 puls. T. soir 39,8. 100 puls.

Le 26. T. matin 38,5. 100 puls. T. soir 39,2.

Le 27. T. matin 38,2. 92 puls. T. soir 38,5.

Le 28. T. matin 38,7. 104 puls. T. soir 39,5.

Le 29. T. matin 39,6. 120 puls.

Le 30. T. matin 38,6. 108 puls. T. soir 39,3. 108 puls.

Le 32. T. matin 38,2. 104 puls.

1er janvier. — Le malade quitte l'hôpital sans avoir aucune amélioration.

Examen des urines.

Dates.	Quantité.	Coloration.	Réaction.	Densité.	Urée.	Acide urique.
17 déc.	1000	Rouge.	Alcide.	1014	15 gr. 132	1 gr. 465
18 —	1000	—	—	1020	21 437	1 495
19 —	1500	—	—	1022	34 587	3 262
20 —	270	—	—	1019	20 496	
23 —	1000	—	Fort alcide.	1021	24 339	1 525
25 —	1500	—	Alcide.	1021	32 665	1 980
29 —	1000	—	—	1024	25 220	1 450
30 —	1500	—	—	1022	32 665	2 062
1er janv.	1000	—	—	1022	25 620	0 825
Moyennes.	1187	—	—	1020	25 795	1 758

Obs. XIII. — P..., 26 ans, employé, entré le 17 octobre dans le service de M. le docteur Lecorché.

Rhumatisme articulaire aigu.

Ce malade est atteint depuis quelques jours de douleurs aiguës avec fièvre et sueurs. Ces douleurs sont localisées dans les deux genoux. Blennorrhagie datant de trois mois.

Dates.	Quantitè.	Coloration.	Réaction.	Densité.	Urée.	Acide urique
18 oct.	1000	Jaune rouge.	Acide.	1020	20 gr. 496	

On donne au malade, ce soir même, 6 gr. de salicylate de soude.

Dates.	Quantité.	Coloration.	Réaction.	Densité.	Urée.	Acide urique.
21 oct.	1500	Jaune rouge.	Alcaline.	1011	19 215	0 510
25 —	1000	—	—	1017	21 777	
4 nov.	1000	Jaune clair.	—	1015	15 132	0 615
6 —	1500	— rouge.	—	1013	19 215	0 952
8 —	1375	— clair.	—	1008	10 403	1 388

Obs. XIV. — T..., 31 ans, employé des postes, entré le 8 déc. 1878. A eu quelques douleurs il y a huit ans. Blennorrhagie guérie depuis deux mois. Orchite à ce moment. Travaille dans un wagon, exposé aux courants d'air et aux refroidissements. Première attaque de rhumatisme.

Le 10. Rhumatisme dans l'épaule droite et dans le poignet droit, mais se localisant surtout à l'épaule droite. Fièvre, sueurs, constipation. Pas de sommeil. Les douleurs ne sont pas très-vives.

Dès le premier jour, il prend 4 gr. de salicylate; un verre d'eau d'Hunyadi-Janos tous les trois jours.

Le 16. Mieux dans l'état du malade. La température a baissé; elle variait de 37,8 à 38,5, elle est maintenant à 37,2 le soir, 36,5 le matin. Le salycilate est supprimé. Le malade se lève à la chambre.

Le 24. L'écoulement reparait; les douleurs ont presque complétement disparu. Le mieux se continue jusqu'au 11 janvier, dernier jour où nous observons le malade.

Dans les premiers jours, jusqu'au 25 décembre environ, le malade est resté presque à la diète, il ne prenait que quelques bouillons; à partir de cette date il a pris quelques aliments légers.

Examen des urines.

Dates.	Quantité.	Coloration.	Réaction.	Densité.	Urée.	Acide urique.
—	—	—	—	—	—	—
10 Déc.	»	Rouge-jaune.	Acide.	1017	20,496	1,440
13 —	1000	—	—	1021	21,437	1,375
16 —	600	—	—	1023	20,176	1,215
19 —	1250	—	—	1023	31,525	1,462
23 —	1500	—	—	1024	34,587	3,212
25 —	1000	—	—	1022	17,934	0,393
29 —	1000	Jaune.	Alcaline.	1013	13,871	0,500
31 —	750	—	—	1019	14,412	0,927
2 Janv.	1500	Rouge-jaune.	Acide.	1025	36,508	2,505
4 —	1000	—	—	1021	21,777	1,060
6 —	1000	Jaune.	Peu acide.	1016	16,653	0,500
11 —	1000	—	—	1016	15,372	0,390

9 décembre. Salicylate de soude, 4 gr.

Le 16. On le cesse.

Le 19. Salicylate de soude, 6 gr

Le 23. On le cesse.

Obs. XV. — R..., 30 ans. Entré e 3 octobre. Cet homme a une blennorrhagie depuis deux mois et demi environ, peu d'écoulement.

Rhumatisme articulaire aigu se localisant surtout dans le genou droit, mais ayant envahi aussi d'autres articulations.

Caractères de l'urine.

Dates.	Quantité.	Coloration.	Réaction.	Densité.	Urée.	Acide urique.
6 Oct.	1000	Jaune-rouge.	Acide.	1025	32,025	1,045
9 —	1000	Jaune-rouge.	Acide.	1014	17,934	»
13 —	500	Jaune-rouge.	Acide.	1025	17,934	»

Jamais d'albumine, de sucre.

	Quantité.	Densité.	Urée.	A. urique.
Maximum.	1000	1025	32,025	1,045
Minimum.	500	1014	17,934	»
Moyenne.	833	1021	22,631	»

La moyenne de l'acide urique ne saurait être établie, puisque la recherche n'a pu être faite qu'une fois.

Obs. XVI. — M..., 32 ans, garçon marchand de vin, entré le 27 novembre 1878 dans le service de M. le Dr Lecorché.

N'a jamais eu de rhumatisme. Il est malade depuis quinze jours, à la suite d'un refroidissement pendant qu'il travaillait à la cave.

Les douleurs ont envahi l'épaule droite, puis l'articulation tibio-tarsienne droite; le genou gauche et d'autres articulations ont été douloureuses ces jours derniers. Depuis le commencement il a de l'insomnie, la fièvre, les sueurs.

Il a pris régulièrement, depuis quinze jours et tous les jours, 2 gr. de nitrate de potasse.

28 novembre. Nous voyons le malade pour la première fois. Le genou gauche, l'articulation tibio-tarsienne sont gonflés et douloureux.

Fièvre, température élevée, 96 pulsations. 3 pilules de sulfate de quinine de 0,10 centigrammes.

Pas de blennorrhagie.

Le 29. Même état, 96 pulsations.

Le 30. La fièvre dure toujours. Les deux épaules sont gonflées et très-douloureuses. Sueurs.

3 décembre. Le malade a une épistaxis.

Le 4. Même état, 5 pilules de quinine.

Le 7. Ce matin, le malade nous présente les symptômes de rhumatisme cérébral ; dyspnée, délire, coma depuis huit heures du matin. La pupille est un peu plus dilatée que la gauche. — A 10 heures, T. 42°,9. Pouls 148.

Le malade meurt à midi.

Examen des urines.

Dates.	Quantité.	Coloration.	Réaction.	Densité.	Urée.	Acide urique.
—	—	—	—	—	—	—
29 nov.	1550	Rouge-jaune.	Peu acide.	1016	33,754	0,465
2 déc.	2000	Rouge.	Alcaline.	1026	38,430	2,590
5 —	1250	—	—	1018	25,620	1,825
6 —	3000	Rouge-jaune.	—	1011	32,273	0,755
8 —	»	Jaune-rouge	Peu acide.	1010	14,091	»

Cette urine a été recueillie sur le cadavre quelque temps après la mort.

	Quantité.	Densité.	Urée.	Acide urique
	—	—	—	—
Moyenne.	1950	1016	33,019	1,409

L'influence du nitrate de potasse s'est montrée jusqu'au moment de la mort, quoique le malade n'en prît plus depuis son entrée, et que le sulfate de quinine lui fût administré à la dose de 0,30 centigrammes, puis de 0,50 centigrammes.

Jamais nous n'avons trouvé d'albumine, quoique nous la recherchions avec soin chaque fois. Jamais de sucre.

Obs. XVII. — F..., 29 ans, employé. Aucune affection actuellement.

Dates.	Quantité.	Coloration	Réaction.	Densité.	Urée.	Acide urique.
—	—	—	—	—	—	—
20 nov.	1000	Jaune	Acide.	1017	15,372	0,660
25 —	1000	—	Peu acide.	1014	15,372	0,720
29 —	1750	—	Acide.	1012	20,175	0,902

Obs. XVIII. — T..., 18 ans, employé, entre le 4 novembre dans le service de M. le Dr Lecorché.

5 novembre. Début il y a cinq jours après un refroidissement. Le genou droit puis le genou gauche ont été le siége de douleurs vives. Douleurs dans les épaules, les pouces et les poignets. Fièvre, sueurs, anorexie, constipation.

Le 7. Symptômes de péricardite. Hématurie (vésicatoire).

Le 8. Les douleurs diminuent un peu, plus d'hématurie.

Le 11. La péricardite se manifeste par du souffle et de l'épanchement. Dyspnée. Un peu de bronchite.

Le 12. Les douleurs ont beaucoup diminué depuis deux jours. Bruit de frottement.

Le 15. Le mieux s'accentue.

Le 22. Quelques douleurs reparaissent qui cessent bientôt.

2 décembre. Le malade sort guéri.

Médicaments.

6 novembre. Salicylate de soude, 6 grammes.

Le 8. On le cesse. Sulfate de quinine, 0,50 centigr. en 5 pilules.

12 décembre. On cesse le sulfate de quinine.

Analyse des urines.

Dates.	Quantité.	Coloration.	Réaction.	Densité.	Urée.	Acide urique.
—	—	—	—	—	—	—
6 nov.	1000	Rouge.	Très-acide.	1028	28,182	2,825
8 —	1250	Rouge-jaune.	Acide.	1027	36,226	4,106
12 —	1000	—	—	1028	29,463	1,590
16 —	»	—	—	1024	32,025	1,705
18 —	500	—	—	1023	29,463	0,955
20 —	750	—	Alcaline.	1017	23,058	0,765
22 —	625	—	—	1025	29,463	0,675
25 —	250	—	Acide.	1028	34,587	1,005
27 —	1000	—	Alcaline.	1025	29,463	0,310
29 —	500	—	—	1024	26,901	1,835

Obs. XIX. — G..., 42 ans, entré le 15 septembre 1878 dans le service de M. Lecorché.

Rhumatisme articulaire aigu. — Salicylate de soude.

Dates.	Quantité.	Coloration.	Réaction.	Densité.	Urée.	Acide urique
—	—	—	—	—	—	—
25 sept.	1250	Rouge.	Acide.	1031	48 gr. 037	1 gr. 644
27 —	1000	—	—	1036	37 149	0 785
2 oct.	500	Jaune rouge.	—	1030	30 744	» »
4 —	750	—	—	1028	26 901	0 680
9 —	1000	Rouge jaune.		1026	30 744	1 450

13 —	1250	—	—	1026	22	025	1	243
21 —	1200	Jaune rouge.	—	1020	20	496	1	160
25 —	650	Rouge jaune.	Peu acide	1020	21	777	2	180
4 nov.	1000	Jaune rouge.	Acide	1014	11	349	0	175
18 —	2000	Jaune.	—	1009	10	248	0	360

Obs. XX. — G..., 20 ans, employé aux magasins du Louvre. Entré le 8 décembre 1878. Il y a huit jours, il a été refroidi ; mais les douleurs n'ont apparu que depuis trois jours.

9 décembre. Douleurs vives dans les coudes, les épaules et les genoux. Fièvre, sueurs, insomnie, constipation. Puls. 84.

Le 10. Même état, épistaxis. Puls. 72.

Le 11. Péricardite (vésicatoire). T. m. 39,1, puls. 64.

Le 12. Un peu mieux.

Le 16. Eruption de miliaire apparait surtout au niveau des articulations malades.

17 déc.	T. m. 39.	P. 68		26 déc.	T. s. 38	
18 —	T. m. 39,8	— 60		27 —	T. m. 37,8	P. 68
19 —	T. m. 39,5	— 76		28 —	T. m. 38.	— 60
	— s. 39,8			29 —	T. m. 37.3	
20 —	T. m. 39,2	— 68			— s. 37,4	— 64
	— s. 39,5			30 —	T. m. 37,2	— 64
21 —	T. m. 39,8	— 72			— s. 38,1	— 80
	— s. 39,3			31 —	T. m. 37,8	— 68
23 —	T. m. 39,4	— 64		2 janv.	T. m. 37.	— 64
	— s. 38,9	— 68		4 —	T. m. 37,2	— 68
24 —	T. m. 38,5	— 60		5 —	T. m. 37.	— 60
25 —	T. m. 38,9	— 64		6 —	T. m. 37,2	— 60
	— s. 38,4	— 64		7 —	T. m. 36,6	— 72
26 —	T. m. 38,3	— 72		10 —	T. m. 37.	

Médicaments.

9 décembre. Salicylate de soude, 4 grammes.

Le 12. On le supprime. 0,50 cent. sulfate de quinine.

Le 16. 0,30 cent. seulement.

Le 22. On cesse le sulfate de quinine.

Le 20. 30 gouttes de teinture de digitale qu'on ne cesse qu'à la sortie.

Dates.	Quantité.	Coloration.	Réaction.	Densité.	Urée.	Acide urique
10 déc.	»	Rouge jaune.	Acide.	1026	34 gr.587	1 gr.000

11 —	1500	Rouge jaune.	—	1024	51 880	1 425
13 —	1000	—	—	1022	34 587	» »
14 —	1000	—	—	1024	29 003	0 965
16 —	1550	Jaune rouge.	Neutre.	1010	21 500	0 990
19 —	1750	—	—	1009	19 860	0 235
24 —	1225	—	Alcaline.	1020	37 661	0 305
25 —	1000	—	—	1024	32 025	1 435
28 —	750	—	—	1017	20 496	1 120
31 —	300	—	—	1022	28 182	1 810
4 janv.	500	Jaune.	—	1023	23 058	1 540
11 —	1000	—	—	1014	6 405	0 405

Obs. XXI. — T..., 19 ans, employé, entré le 3 octobre 1878. Rhumatisme articulaire aigu.

4 oct. T. s. 39,5
5 — T. m. 37,8
T. s. 38,4
6 — T. m. 37,4
T. s. 38,7
7 — T. m. 37,4
T. s. 39
8 oct. T. m. 37,4
T. s. 38
9 — T. m. 37
T. s. 37,6
10 — T. m. 37,2
. 37,4

Médicaments.

4 octobre. Salicylate, 4 grammes.
Le 6. Salicylate, 3 grammes.
Le 8. On le cesse.

Analyse des urines.

Dates.	Quantité.	Coloration.	Réaction.	Densité.	Urée.	Acide urique
4 oct.	»	Jaune rouge.	Acide.	1029	26 gr. 620	0 gr. 625
6 —	»	—	—	1023	38 430	0 855
7 —	»	—	—	1023	29 463	1 025
9 —	1200	Jaune.	—	1017	24 339	0 590
11 —	750	—	—	1016	23 058	0 590

Obs. 22. — V..., 29 ans, entré le 1er novembre 1878. Rhumatisme articulaire aigu.

Dates.	Quantité.	Coloration.	Réaction.	Densité.	Urée.	Acide urique
3 nov.	1000	Rouge.	Acide.	1027	29 gr. 463	1 gr. 190
4 —	1000	—	—	1025	28 182	0 675

6 —	1000	—	—	1021	28	182	0	925
8 —	1000	—	—	1016	18	915	0	365
12 —	1500	Jaune rouge.	Alcaline.	1019	20	496	0	635
16 —	1000	—	—	1020	23	058	0	805
19 —	1000	—	—	1021	23	058	0	705
23 —	1000	—	Acide.	1010	17	934		—
25 —	1000	Jaune.	Peu acide.	1020	28	058	0	735
30 —	1000	—	Très-peu.	1017	16	653	0	475
2 déc.	2000	—	—	1014	30	744	0	550
5 —	1000	Jaune rouge.	Alcaline.	1023	24	339	1	040
12 —	1000	—	—	1022	20	496	0	980
14 —	2000	Jaune.	—	1012	17	654	0	710
16 —	2000	—	Très-peu acide.	1014	17	654	0	560
20 —	1000	—	Neutre.	1017	10	248		»

Obs. XXIII (1). — V..., femme, 33 ans, couturière, entrée le 24 décembre 1878.

Rhumatisme articulaire aigu.

Dates.	Quantité.	Coloration.	Réaction.	Densité.	Urée.		Acide urique.	
25 déc.		Jaune rouge.	Alcaline.	1026	20 gr.	496	2 gr.	020
26 —	750	Rouge jaune.	Acide.	1021	25	620	0	915
28 —	100	Rouge.	—	1016	21	437	0	750
29 —	100	Rouge jaune.	—	1014	23	058	0	525
31 —	1500	—	Alcaline.	1009	20	496	0	500
2 janv.	1250	—	Acide.	1012	17	934	0	940
3 —	1500	—	—	1012	12	810	0	400
4 —	750	—	Très-acide.	1010	15	872	0	540
6 —	1200	—	Peu acide.	1008	17	373	0	500
11 —	1500	—	Très-peu acide.	1011	19	810	0	435

24 déc.	T. m. 39	P. 112		31 déc.	T. m. 37,8	P. 92
25 —	T. m. 38,6	P. 100		2 janv.	T. m. 38,2	P. 80
26 —	T. m. 38,8	P. 100		4 —	T. m. 38,4	P. 84
27 —	T. m. 37,8	P. 96		5 —	T. s. 37,8	P. 76
28 —	T. m. 38	P. 112		6 —	T. m. 37,2	P. 80
29 —	T. m. 38,7	P. 104			T. s. 37,9	P. 80
	T. s. 38,8			7 —	T. s. 38	P. 88
30 —	T. m. 37,4	P. 108		9 —	T. m. 37,3	
	T. s. 39,1	P. 108				

(1) Chez cette malade, nous avons observé une éruption d'érythème papuleux, douloureux, se localisant surtout au niveau des articulations douloureuses.

Médicaments.

24 déc. Le soir on donne salicylate de soude, 6 gr.
Le 27. Les règles apparaissent, on cesse tout médicament.
Le 30. Les règles ont cessé. Salicylate, 6 gr.
2 janvier. Plus de salicylate. Sulfate de quinine 0,30 centig.

Obs. XXIV. — X..., 27 ans, employé, entré le 24 décembre 1878. Rhumatisme articulaire aigu.

25 déc.	T. m. 38,8	P. 96		30 déc.	T. m. 37,2	P. 58
	T. s. 39,3	P. 92			T. s. 37,3	P. 52
26 —	T. m. 38,8	P. 96		31 —	T. m. 37,2	P. 84
27 —	T. m. 38,4	P. 88		2 janv.	T. m. 36,2	P. 44
28 —	T. m. 36,8	P. 72		4 —	T. m. 36,8	P. 60
29 —	T. m. 38,1	P. 64		5 —	T. m. 37,2	P. 80
				6 —	T. m. 36,8	P. 64

Médicaments.

25 déc. Salicylate de soude, 6 gr.
2 janv. On cesse tout traitement.

Examen des urines.

Dates.	Quantité.	Coloration.	Réaction.	Densité.	Urée.	Acide urique.
—	—	—	—	—	—	—
25 déc.	1500	Rouge jaune.	Acide.	1020	38 gr. 430	2 gr. 587
26 —	1250	—	—	1023	30 423	1 340
29 —	1500	—	—	1024	39 921	
4 janv.	1750	—	—	1015	29 142	0 730
5 —	1000	—	—	1028	29 463	1 730
6 —	3000	Jaune.	Très-peu acide.	1010	26 901	0 655

Obs. XXV. — S..., 27 ans, employé, entre le 10 décembre 1878. Rhumatisme articulaire aigu (troisième attaque).

Médicaments.

11 déc. Salicylate de soude, 6 gr.
Le 18. On cesse le salicylate.

Dates.	Quantité.	Coloration.	Réaction.	Densité.	Urée.	Acide urique
—	—	—	—	—	—	—
12 déc.	1000	Rouge.	Acide.	1030	28 gr. 182	1 gr. 700
16 —	1000	—	—	1030	29 003	2 165
18 —	1000	Jaune.	Très-peu acide.	1027	26 481	1 195
20 —	1000	—	Alcaline.	1027	24 339	0 950
24 —	1000	—	Acide.	1016	15 372	0 860
26 —	1000	—	Très-peu acide.	1021	20 496	1 050
29 —	1000	—	Alcaline.	1016	19 215	0 425
31 —	1250	—	—	1017	22 417	0 437
2 janv.	1000	—	—	1017	20 496	0 710
4 —	1500	—	—	1018	21 136	1 000
6 —	1000	—	—	1015	12 810	0 400
11 —	500	—	—	1018	15 372	0 465

OBS. XXVI. — W..., 37 ans, architecte, entré le 15 octobre 1878. Convalescent de rhumatisme articulaire aigu. Salicylate de soude, 4 grammes.

Dates.	Quantité.	Coloration.	Réaction.	Densité.	Urée.	Acide urique.
—	—	—	—	—	—	—
16 oct.	750	Rouge jaune.	Acide.	1019	26 gr. 901	0 gr. 995
18 —	670	Jaune.	Alcaline.	1017	16 653	1 010

OBS. XXVII. — F..., 18 ans, cuisinier, entré le 20 décembre 1878. Convalescent de rhumatisme articulaire aigu. Salicylate de soude, 4 grammes.

Dates.	Quantité.	Coloration.	Réaction.	Densité.	Urée.	Acide urique.
—	—	—	—	—	—	—
23 déc.	1000	Peu acide.	Jaune.	1012	11 gr. 529	0 gr. 365
29 —	1250	Alcaline.	Rouge jaune.	1020	17 934	0 575

OBS. XXVIII. — P..., 18 ans, employé, entré le 13 août 1878. Rhumatisme articulaire aigu. Convalescence.

2 octobre. 2,839,125 globules rouges, 21,382 globules blancs. Rapports = 1/133.

Dates	Quantité.	Coloration.	Réaction.	Densité.	Urée.	Acide urique
—	—	—	—	—	—	—
11 sept.	»	Rouge-jaune.	»	»	»	0 gr. 260
19 —	1500	Jaune.	Alcaline.	1016	21 gr. 136	0 450
23 —	500	Rouge-jaune.	Acide.	1025	21 777	Albumine

25 —	1000	—	—	1022	17 934	0 890
2 oct.	1000	Jaune.	Neutre.	1018	19 215	»
9 —	»	—	Acide.	1019	16 653	0 750
11 —	1000	Rouge jaune.	Neutre.	1022	14 091	0 770
14 —	1000	—	Acide.	1022	23 058	1 105
16 —	»	—	Très-acide.	1025	25 620	Albumine
21 —	750	—	Acide.	1023	21 777	—
25 —	1000	—	Acide.	1015	16 650	—

Obs. XXIX. — Homme, 22 ans. Rhumatisme articulaire aigu; entré le 29 décembre 1878.

30 déc.	T. s. 39,6	P. 120		7 janv.	T. m. 37,2	P. 76
31 —	T. m. 38,4	P. 164		—	T. s. 37,9	
2 janv.	T. m. 38,2	P. 96		8 —	T. m. 36,5	
—	T. s. 39			—	T. s. 38	
3 —	T. m. 39			9 —	T. m. 36,5	
4 —	T. m. 38,2	P. 88		—	T. s. 38	
5 —	T. s. 38,5	P. 92		10 —	T. m. 37,6	
6 —	T. m. 37,8	P. 76		—	T. s. 37.8	
—	T. s. 38	P. 72				

Médicaments.

30 Décembre.	Salicylate de soude,	6 gr.
Le 31.	—	8 gr.
2 janvier.	Plus de salicylate.	
Le 3.	Salicylate.	8 gr.
Le 7.	—	6 gr.
Le 9.	Plus de salicylate.	

Dates.	Quantité.	Coloration.	Réaction.	Densité.	Urée.	Acide urique
—	—	—	—	—	—	—
30 déc.	1500	Rouge jaune.	Alcaline.	1016	36 gr. 608	2 gr. 025
2 janv.	1000	—	Faib. acide.	1016	26 901	1 800
4 —	1250	Jaune.	Alcaline.	1012	20 816	0 319
—	1000	—	—	1017	20 196	0 590

Obs. XXX. — D..., 14 ans, employé, entré le 21 décembre 1878. Rhumatisme articulaire aigu. Affection cardiaque.

24 déc.	T. m. 38,5			31 déc.	T. m. 36,8	P. 80
—	T. s. 38,7			—	T. s. 38,4	
25 —	T. m. 39,2	P. 76		2 janv.	T. m. 37,3	P. 72

—	T. s. 38	P. 84		4 —	T. m. 37,2	P. 92
26 —	T. m. 37,4	P. 88		5 —	T. m. 38,3	P. 96
—	T. s. 37,6			6 —	T. m. 37,6	P. 96
27 —	T. m. 37,2	P. 72		—	T. s. 38,5	P. 104
—	T. s. 37,2			7 —	T. m. 37,4	P. 100
28 —	T. m. 37,2	P. 84		—	T. s. 38	
29 —	T. m. 37.2	P. 72		8 —	T. m. 37,5	
—	T. s. 37,7			—	T. s. 38	
30 —	T. m. 36,8	P. 80		9 —	T. m. 37,5	
—	T. s. 37,6	P. 84				

Médicaments.

22 décembre Salicylate de soude 6 gr.
26 — Teinture de digitale 30 gouttes.
6 janvier. Plus de médicaments.

Examen des urines.

Dates.	Quantité.	Coloration.	Réaction.	Densité.	Urée.	Acide urique
25 déc.	1500	Jaune.	Alcaline.	1014	25 gr. 901	1 gr. 042
28 —	1500	—	—	1011	21 936	0 472
30 —	1000	—	Peu acide.	1014	17 934	0 460
2 janv.	1250	—	très-peu acide.	1014	19 215	0 700
4 —	1000	—	Alcaline.	1014	14 091	0 490
6 —	1000	—	Neutre.	1014	12 810	0 315
11 —	1250	—	Alcaline.	1022	25 625	0 194

Obs. XXXI. — Femme, 58 ans. Rhumatisme articulaire aigu. 12 septembre, salicylate de soude, 4 gr.

Dates.	Quantité.	Coloration.	Réaction.	Densité.	Urée.	Acide urique
11 sept.	»	»	»	»	»	1 gr. 625
19 —	1800	Jaune rouge.	Acide.	1019	17 gr. 934	0 350
20 —	2000	—	—	1010	15 372	0 510
25 —	1700	Jaune	—	1010	15 934	0 420

INDEX BIBLIOGRAPHIQUE

1840. RAYER. — Maladies des reins.
1841. BECQUEREL. — Traité de chimie pathologique.
1842. LHÉRITIER. — Traité de chimie pathologique. Paris.
1843. DUMESNIL. — De l'inspection des urines, de leurs états critiques et albumineux dans les maladies aiguës. Thèse de Paris.
1850. BENCE-JONES. — Surcharge urique (Lancet, janvier).
OPPEINHEIMER SELIGMAN. — De l'albuminurie comme symptôme dans les maladies. Thèse de Paris.
MOREAU. — Thèse de Paris.
1853. DUMAS (Jean). — Thèse de Paris.
1855. ROUBY. — Thèse de Paris.
1858. LEGROUX. — Société médicale des hôpitaux, 1858-60, p. 403.
1861. GOLDING-BIRD. — De l'urine et des dépôts urinaires.
1862. DURANTE. — Thèse de Paris.
1866. STEVENSON. — Recherches sur le rhumatisme articulaire aigu (Guy's hopital's reports, 1866, vol. XII, 3e série).
1867. GARROD. — Blood in Gout London.
1868. CHALVET. — Matières extractives dans les maladies. Gazette des hôpitaux.
THOMAS LAYTON. — Perte dans les maladies.
1869. NISSERON. — De l'urine. Thèse de Paris.
1876. BESNIER. — Art. Rhumatisme du Dictionnaire encyclopédique des sciences médicales.
1877. ROBIN (Albert). — Essai d'Urologie clinique.
1878. LEREBOULLET. — Art. Fièvre, du Dictionnaire encyclopédique des sciences médicales.
1879. MARROT (Edmond). — De l'action du salicylate de soude dans le rhumatisme articulaire aigü. Examen de l'urine et du sang (Arch. gén. de méd. et de chir., février).
1848. Dr FINGER, de Prague. — Prager Vierteljahrschift, 1847, no 4.
1870. HIRTZ. — Thèse de Strasbourg.
1870. MOLÉ. — Thèse de Paris. Signes de la convalescence.
1871. CHARVOT. — Thèse de Paris. Pouls. Urines dans la convalescence.
1874. FOUILHOUX. — Thèse de Paris.
1874. A. GAUTIER. — Traité de chimie.

1877. JACCOUD. — Pathologie interne, 2e volume.
1877. Académie de médecine. Bulletin, 2e série.
1870. NEUBAUER et VOGEL. — Traduction de M. L. Gautier.
Dr PARKES. — On the urine.
1870. MOILLOT. — Thèse de Paris.
1857. LUTON. — Etude sur l'albuminurie.
1857. CHAUFFARD. — Thèse d'agrégation. Paris.
1857. GUBLER. — Archives générales de médecine. Société médicale des hôpitaux.
1864. JACCOUD. — Albuminurie. Dictionnaire de médecine et de chirurgie pratiques.

Paris. — A. PARENT, imprimeur de la Faculté de Médecine, rue M.-le-Prince, 29-31.

www.ingramcontent.com/pod-product-compliance
Ingram Content Group UK Ltd.
Pitfield, Milton Keynes, MK11 3LW, UK
UKHW021015200726
13857UKWH00004B/1468

9 782011 90945